Docteur René WEILL

Ancien interne
des Hôpitaux de Nancy
Lauréat de la Faculté

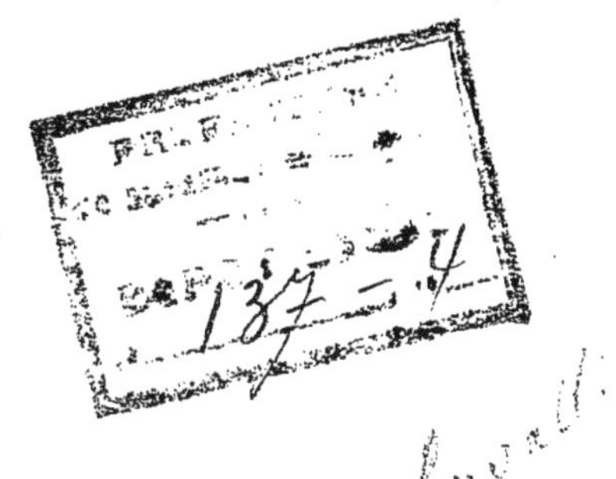

Contribution à l'Étude

DES

KYSTES DU VAGIN

NANCY

IMPRIMERIE LOUIS KREIS

Rue Saint-Georges, 51

1904

T 122

Docteur René WEILL
Ancien interne
des Hôpitaux de Nancy
Lauréat de la Faculté

Contribution à l'Étude

DES

KYSTES DU VAGIN

NANCY

IMPRIMERIE LOUIS KREIS

Rue Saint-Georges, 51

1904

PRÉFACE

Sur les conseils bienveillants de notre maître, Monsieur le Professeur Gross, nous avons choisi comme sujet de notre thèse inaugurale une étude sur les kystes du vagin, dont nous avons eu l'occasion d'observer un cas intéressant. Quoique cette affection ait déjà fait l'objet d'un grand nombre de recherches antérieures, bien des points de son étude ne sont pas encore élucidés complètement. Dans notre thèse nous nous efforçons d'exposer l'état actuel de la question.

Qu'il nous soit permis ici de remercier Monsieur le Professeur Gross d'avoir bien voulu accepter la présidence de notre thèse et de lui exprimer notre reconnaissance pour le sympathique appui que nous avons rencontré auprès de lui. Nous conserverons toujours un souvenir fidèle des trop courts moments passés comme interne à sa clinique, et des excellents enseignements que nous y avons reçus.

Nous nous faisons un devoir agréable de remercier Monsieur le Professeur Bernheim pour la bonté qu'il n'a cessé de nous témoigner pendant toute la durée de nos études médicales, et plus spécialement pendant la période d'externat que nous avons accomplie dans son service.

Que Monsieur le Professeur Weiss et Messieurs les Professeurs agrégés Février, Haushalter et Schuhl, dans les services desquels nous avons été externe, reçoivent ici nos meilleurs remerciements pour l'intérêt qu'ils nous ont témoigné.

Nous adressons à tous nos chers camarades d'étude l'expression de nos sentiments les plus cordiaux et les assurons que nous garderons toujours le souvenir de leur amitié.

DÉFINITION

Nous entendons par kystes du vagin des productions kystiques aux dépens de la paroi du vagin.

Cette définition nous conduit logiquement à éliminer de notre sujet les kystes primitivement développés en dehors de la paroi vaginale et qui, plus tard, par suite de leur augmentation de volume, viennent faire saillie dans le vagin.

M. le professeur Pozzi, dans son *Traité de Gynécologie*, écarte aussi les petits kystes multiples de la grosseur d'un grain de chenevis qu'on rencontre dans la vaginité des femmes enceintes ; c'est là une affection intéressante au point de vue anatomique, mais sans importance chirurgicale.

Il semble également nécessaire de rejeter du cadre du sujet qui nous occupe, les kystes hydatiques du vagin qui, par leur origine et leur structure, diffèrent trop des productions kystiques vulgaires. Ils sont, d'ailleurs, très exceptionnels, et Marion lui-même, qui en a fait une catégorie de kystes, ne cite dans la littérature médicale que le cas de Porak, observé en 1883, et celui rapporté dans le *Traité des accouchements* de Tarnier et Budin, observé par Maygrier.

En outre, il faut laisser de côté les kystes du vestibule du vagin, les kystes vulvaires et les kystes de la glande de Bartholin. Ils sont, en effet, développés en dehors du vagin et n'y pénètrent que secondairement. Anatomiquement, le vagin finit au niveau de l'hymen. L'on ne peut donc considérer comme appartenant au vagin, que les kystes développés au-dessus de cette limite. Cependant il est incontestable que les kystes vulvaires et vestibulaires présentent, avec les kystes du vagin proprement dit, une grande analogie de structure et parfois même une communauté d'origine, car les canaux de Gærtner peuvent descendre jusqu'au vestibule, franchir l'hymen et s'ouvrir à côté du méat urinaire. C'est donc seulement en vertu de considérations anatomiques que l'on peut maintenir cette distinction.

HISTORIQUE

Quoique Haller, Oakley Hennig, Dieffenbach, Lisfranc, Samson, Bérard aient étudié les kystes du vagin ou en aient donné des observations, le premier mémoire important sur ces kystes est celui de Huguier, présenté en 1847 à la Société de Chirurgie.

Plus tard, les kystes du vagin furent étudiés par de nombreux auteurs, parmi lesquels nous citerons Virchow, Rokitansky, Winkel, Von Preuschen.

En 1888, Poupinel étudie la question dans un travail d'ensemble publié dans la *Revue de Chirurgie*. Nengebauer, en 1898, publie cinquante observations personnelles de kystes du vagin. Les thèses parues à ce sujet sont celles de Santoni, de Combes (1889), de Mlle Zeligson (1895, thèse de Paris), de Robert (1899, thèse de Paris), de Feurtet (Paris, 1901), et de Pagès (Paris, 1902). Depuis, a paru un mémoire important de Marion dans la *Gazette des Hôpitaux* de 1902. En 1903,

Fredet étudie la question dans les *Bulletins et Mémoires de la Société anatomique de Paris.*

Au point de vue pathogénique, la première théorie émise fut celle de l'origine glandulaire des kystes, défendue par Huguier, Virchow, von Preuschen.

Ce dernier attribue aux glandes vaginales un canal excréteur à revêtement cylindrique et un corps dont les cellules de revêtement seraient plus ou moins aplaties. Selon que les kystes du vagin dériveraient du premier ou du second, leur épithélium serait cylindrique ou pavimenteux.

Mais les recherches anatomiques et histologiques viennent démontrer que les glandes vaginales n'existent pas. Dès lors, naissent une foule de théories explicatives dont la plupart sont aujourd'hui tombées dans l'oubli. Winkel et Froment attribuent l'origine des kystes à l'accolement des replis muqueux du vagin. D'autres auteurs incriminent le système lymphatique. La théorie de l'hygroma, ou kyste professionnel, fut défendue par Comty et Thorn. Poupinel cite quatre observations dans lesquelles l'examen histologique ne révéla aucun revêtement épithélial. Pour Kaltenbach, ces kystes proviennent d'accumulations cellulaires dans le tissu conjonctif.

Kolaczek décrit un kyste d'origine uréthrale siégeant dans une lacune de l'urèthre et dont l'orifice de communication avec l'urèthre se serait oblitéré. Neugebauer, qui attribue à la majorité des cas une origine gartnérienne, admet cependant pour certains cas l'origine possible dans les tubes de Skène, restes embryonnaires des glandes prostatiques.

Enfin dans une période moderne, les progrès des connaissances embryologiques mettent au premier plan l'étude des vestiges permanents des conduits de Wolff et de Müller. La fréquence de ces débris embryonnaires étant démontrée, la plupart des auteurs voient en eux l'origine certaine des kystes du vagin.

Quelques auteurs, tout en admettant l'origine wolffienne pour la majorité des kystes, invoquent pour certains cas des causes différentes. C'est ainsi que Budin défend les kystes par inclusion traumatique.

Une théorie toute nouvelle est celle de Fredet, qui invoque pour un kyste de la paroi postérieure une origine péritonéale, ainsi que nous le verrons plus loin.

ÉTIOLOGIE

L'étiologie des kystes du vagin ne prête à aucune considération particulière, sinon son extrême rareté. Cependant Neugebauer en a rapporté cinquante observations personnelles. On a constaté ces kystes à tout âge, chez le nouveauné, chez l'enfant, chez l'adulte, aussi bien chez la femme vierge que chez la multipare. Coït, grossesse et accouchement ne jouent qu'un rôle très accessoire dans leur développement.

ANATOMIE PATHOLOGIQUE

Au point de vue du siège, les kystes peuvent occuper la paroi vaginale antérieure, une paroi latérale ou la postérieure. Cependant toutes ces implantations n'ont pas la même fréquence. Le plus grand nombre de kystes occupe la paroi antérieure ou les parois latérales. Ceux de la paroi postérieure sont beaucoup plus rares.

Le volume des kystes peut aller de celui d'une noisette à celui d'une tête de fœtus.

La forme en est ordinairement arrondie, d'autres fois lobulée et bosselée. Quand un diamètre l'emporte sur les autres, il est parallèle à l'axe du vagin. Cependant chez la femme qui fait le sujet de l'observation n° II, j'ai pu constater l'existence d'un kyste vaginal de la forme et du volume d'un pouce d'adulte, couché transversalement, dans le sens des plis du vagin.

Les kystes sont fluctuants, à paroi aisément dépressible. Ils sont sessiles quand ils sont petits, mais quand ils augmentent de volume, ils arri-

vent parfois à se pédiculiser et viennent faire
saitlie à la vulve ou même la dépassent de beaucoup, de façon à simuler un prolapsus utérin.

Si la plupart des kystes sont limités au vagin,
ils peuvent, d'autres fois, se prolonger dans le
ligament large. Le liquide qui les remplit est tantôt blanc et filant, tantôt brun ou couleur choco-
lat lorsque du sang s'est épanché dans la cavité
kystique, enfin purulent à la suite d'infection.

Les kystes siègent le plus souvent dans la zone
musculo-fibreuse de la paroi vaginale, mais ils
en sont nettement isolés et le plus souvent facilement énucléables. Sur un point, cependant, ils
sont ordinairement en rapport avec la muqueuse.

Dans la majorité des cas, les kystes sont uni-
ques. Cependant il peut en exister plusieurs et ils
sont alors échelonnés sur une ligne parallèle à
l'axe du vagin et souvent reliés les uns aux autres par des pédicules oblitérés.

Ils peuvent être uni ou multiloculaires, mais
cette dernière disposition n'est pas fréquente.
Dans la paroi kystique, on distingue deux zones,
l'une fibro-musculaire, externe, séparée de la
paroi vaginale par du tissu conjonctif, l'autre
épithéliale, interne. Cette dernière est constituée
tantôt par de l'épithélium cylindrique, tantôt par
de l'épithélium pavimenteux, tantôt enfin par
l'un et l'autre. Il existe quelques observations
où l'on n'a trouvé aucune trace de revêtement
épithélial, soit que réellement il n'en existait
pas, soit que l'examen ait été pratiqué dans

des conditions défectueuses. Dans certains cas de kystes de la paroi vaginale postérieure, on a constaté à la face interne l'existence de papilles, ce qui indiquerait une origine mullérienne.

SYMPTOMATOLOGIE

Les kystes du vagin ont en général une évolution silencieuse, au moins tant qu'ils n'ont pas causé de la gêne mécanique par leur volume même. C'est en général à l'occasion d'un examen génital de la femme, pour une cause quelconque, que l'on découvre l'existence, dans le vagin, d'une petite grosseur sessile, rarement pédiculée, siégeant par ordre de fréquence sur les parois antérieure, latérale ou postérieure. En général, la petite tumeur est molle, même fluctuante, bien circonscrite, et sa palpation n'éveille aucune sensation douloureuse. A l'examen, au spéculum, on constate sur une des parois une saillie plus ou moins grande recouverte par la muqueuse vaginale.

La femme porte ce kyste sans s'en douter quelquefois pendant des années. Puis ce kyste, augmentant de volume, produit de la gêne mécanique. Il est intéressant d'examiner à ce point de vue quelle est l'influence des kystes sur les accouchements. La plupart des accoucheurs ne craignent pas ces kystes, même ceux d'un certain volume. Bien des femmes ont accouché sans intervention malgré l'existence d'un kyste assez volumineux, soit que celui-ci ait été spontanément refoulé, soit qu'il ait éclaté sous la pression de la tête fœtale. C'est ainsi que selon l'observation de Couvelaire (voir obs. VII), un kyste volumineux chez une primipare, saillant à la vulve avant le travail, remonta pendant ce dernier, n'apparaissant jamais au dehors, même pendant les efforts excessifs. L'accouchement, d'ailleurs, se passa normalement et la malade ne fut opérée de son kyste que six semaines après.

Chevallier (voir observation n° X) cite une malade chez laquelle un kyste aurait éclaté pendant un accouchement antérieur, mais s'était reformé ultérieurement. La malade étant de nouveau en état de grossesse, il se fonde sur le précédent pour remettre l'ablation du kyste après l'accouchement. Cependant Tarnier et Budin citent dans leur *Traité des accouchements* quatre cas de kystes du vagin ayant constitué une cause de dystocie.

Il s'agissait de multipares ayant mené à bien plusieurs accouchements et chez lesquelles, à l'occasion d'un nouvel accouchement, le kyste fit obstacle à l'expulsion.

Nous venons d'examiner comment se passent les choses chez la femme enceinte, mais en dehors de ces conditions, le kyste peut être, par sa présence, la cause de troubles variés. S'il se

développe vers l'extérieur, il apparaît un moment
donné à la vulve, et beaucoup de femmes croient
alors avoir affaire à une descente de matrice. Dès
lors le kyste se pédiculise et fait entre les cuisses
une saillie de plus en plus marquée.

Le plus souvent la femme peut le faire rentrer
dans le vagin, mais comme le kyste obéit à la
poussée abdominale, il réapparaît dehors au
moindre effort. Chez la femme qui fait le sujet de
l'observation n° 1, le kyste, même dans le décu-
bitus, formait entre les cuisses une masse du
volume d'un gros poing d'adulte. On le rentrait
aisément dans le vagin, à la condition de se servir
des deux mains pour le repousser, sinon une partie ressortait pendant que l'on rentrait l'autre.
Cependant, sitôt que l'on avait rentré le kyste
dans le vagin et sans que la femme n'exécute aucun effort apparent, le kyste ressortait comme s'il
avait perdu droit de domicile dans le vagin.

Le kyste peut être l'occasion de stérilité chez
une femme, soit en bouchant le col uterin, soit en
provoquant la déviation de cet organe. C'est ainsi
que dans notre observation n° 1 le col utérin
était fortement dévié à droite et avait pris une
direction presque transversale.

Lorsque les kystes font saillie à l'extérieur, ils
entraînent souvent la paroi vaginale qui, à son
tour, entraîne les organes qui sont en connexion
avec elle. De là des cystocèles, des rectocèles, des
prolapsus utérins, tantôt isolés, tantôt combinés.

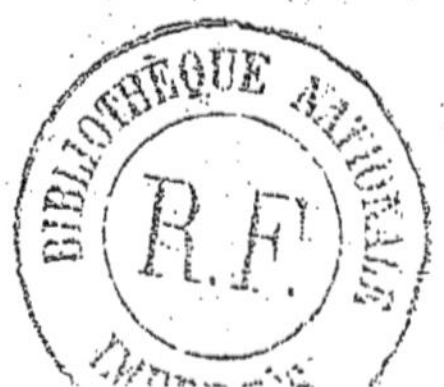

La femme P... (observation n° 1) avait une cystocèle au début, car la sonde prouvait l'existence
sur le côté du kyste d'un diverticule vésical.

Les symptômes fonctionnels sont en général
peu accusés. Ce n'est que lorsque le kyste est
assez volumineux que la femme accuse de la
gêne et de la pesanteur dans le bas ventre. Rarement le kyste est l'occasion de troubles de la miction ou de la défécation. Par contre, le coït peut
être douloureux, quelquefois même impossible.

Il ne semble pas que le kyste ait beaucoup de
tendance à l'ulcération, du moins quand les soins
de propreté ne manquent pas. La femme P... por-
tait un kyste depuis dix-huit ans et jamais il
n'avait présenté de traces d'inflammation.

La suppuration cependant s'est produite dans
un certain nombre de cas.

Les kystes sont-ils réductibles ? Qu'entend-on
par réductibilité des kystes du vagin ? Les auteurs
désignent par réduction de ces kystes leur rentrée dans le vagin. C'est là une expression défec-
tueuse, car comme l'a observé M. le Professeur
Gross dans le cas unique qui fait l'objet de l'observation n° 1, ils peuvent non seulement être
rentrés dans le vagin, mais à l'intérieur de ce
conduit ils peuvent être, dans certains cas, complètement réduits et leur cavité effacée. Nous
avons parcouru les auteurs, mais nous n'avons
pas trouvé d'observation semblable à la nôtre.
Néanmoins, il reste acquis que le kyste du vagin
peut être réductible. Il ne faut donc pas perdre

de vue la nécessité de faire, à l'occasion, le diagnostic entre le kyste du vagin et les hernies vaginales.

Diagnostic des Kystes du Vagin

Le diagnostic de ces kystes, facile pour la plupart d'entre eux, difficile pour quelques-uns, sera plutôt difficile dans des cas qui ressembleront à celui que j'ai relaté. Considérons d'abord les cas simples, ceux dans lesquels le kyste n'est pas réductible. Ce dernier siège t-il dans les cul-de-sacs, le diagnostic pourra s'égarer sur des affections annexielles ou péri-ultérines.

En présence d'un kyste faisant saillie dans le vagin, les signes d'inflammation faisant défaut, 'on pourrait croire à un hydro-salpinx. La tumeur est-elle chaude, douloureuse, ces phénomènes coïncidant avec des poussées fébriles, ce kyste supposé sera pris pour un pyo-salpinx. La même confusion sera faite lorsqu'il existera des fistules livrant passage à un écoulement purulent.

Dans la plupart de ces cas, le chirurgien ne songera pas à discuter le diagnostic de kyste du vagin, eu égard à la rareté de cette affection. S'il en était autrement, l'on pourrait peut-être, dans le passé génital de la femme, trouver certaines indications capables de diriger le diagnostic. Néanmoins, dans bien des cas, le diagnostic serait impossible.

On a dit que certains kystes à parois épaisses et peu dépressibles, pourraient prêter à confusion avec les tumeurs solides de la paroi vaginale, telles que myomes, sarcomes, mais ces tumeurs sont elles-mêmes très rares et ne se prêtent pas à des considérations particulières.

Tout autres sont les kystes réductibles. Ces tumeurs molles, souvent fluctuantes, d'une dépressibilité parfaite, puisqu'on les réduit, susciteront des hypothèses variées en rapport avec leur siège. On prendra pour des cystocèles ou des uréthrocèles les kystes de la paroi vaginale antérieure présentant les conditions spécifiées. Quant à ceux de la paroi vaginale postérieure, la confusion sera possible avec une rectocèle, surtout s'il coïncide un certain degré de prolapsus génital.

Les classiques recommandent un moyen de diagnostic simple et d'une exécution facile, celui d'introduire une sonde dans la vessie ; le bec de la sonde est senti par le doigt qui palpe à travers la paroi de la cystocèle. En cas d'uréthrocèle ou prétendue telle, l'on fera la même manœuvre, sauf que la sonde devra rencontrer la poche sur le trajet de l'urèthre.

Pour les kystes postérieurs réductibles, le diagnostic devra se faire avec la rectocèle. On reconnaîtra celle-ci par le toucher rectal. De plus, s'il s'agit de rectocèle, un lavement d'eau gazeuse,

administré à la malade au moyen d'un syphon
auquel s'adapte un tube de caoutchouc terminé
par une canule, produira une forte distension de
la poche. Celle-ci bombera dans le vagin et oppo-
sera de la résistance à la pression. Rien de semblable ne se produira s'il s'agit d'un kyste.

Nous venons de parler de kystes réductibles.
Mais existe-t-il des kystes du vagin réductibles ?
Les classiques ne semblent pas les admettre et, pour
eux, la cystocèle ou la rectocèle ne peut simuler
le kyste du vagin que jusqu'au moment précis où
l'on a démontré la réductibilité de la tumeur. Si
néanmoins ils s'étendent sur les moyens de reconnaître cystocèle et rectocèle, c'est plutôt pour
parfaire le diagnostic dans des cas douteux.
L'analyse que nous allons faire de l'observation
n° I démontrera que nous avons eu raison d'introduire dans l'étude des kystes du vagin la no-
tion nouvelle, nous le croyons du moins, de la
réductibilité de ces kystes. Cette analyse prou-
vera en outre la nécessité de faire le diagnostic
de ces kystes réductibles avec des hernies vaginales, alors que les classiques gardent le silence
à ce sujet. Parmi les modernes, Marion seul,
dans son article sur les « Kystes du vagin »
in *Gazette des Hôpitaux* de 1902, fait mention de
la confusion possible d'une hernie vaginale avec
un kyste du vagin, mais il ne développe pas cette
hypothèse et ne produit pas d'observation en sa
faveur, pas plus qu'en celle de la réductibilité
dont il ne parle pas.

Au contraire, si nous nous reportons à l'observation n° 1, nous y trouvons les éléments nécessaires pour discuter ce point de diagnostic si intéressant des kystes du vagin.

La femme, dont parle l'observation, fut suivie par nous depuis son entrée au service jusqu'à sa sortie. Sa tumeur pouvait être non seulement rentrée dans le vagin, mais à l'intérieur de ce conduit elle était complètement réductible.

A l'endroit où se faisait la réduction, l'on sentait une large dépression ovalaire, suffisante pour laisser passer plusieurs doigts. Il s'agissait donc d'une poche, dont la moitié inférieure plongeait dans le vagin, tandis que la moitié supérieure se logeait sous la paroi infero-latérale droite de la vessie, ainsi que le montra l'opération. Chez cette femme on commença par soupçonner une cystocèle.

Cependant, la réduction ne s'accompagnait d'aucune envie d'uriner. Il n'existait d'ailleurs chez la femme aucun trouble de la miction. L'épreuve de la sonde ne fit constater chez la malade que l'existence d'un diverticule vésical sur le côté de la tumeur.

On abandonna alors le diagnostic de cystocèle pour le remplacer par celui de hernie du gros intestin ou de l'intestin grêle. Le toucher rectal ne révélant rien, un demi-litre d'eau gazeuse fut injecté dans le rectum de la malade pour observer les effets de l'injection sur la tumeur. Les assistants eurent l'impression que la tumeur gonflait légèrement pendant l'expérience ; néanmoins, elle restait toujours réductible. Ce dernier fait semblait légitimer le diagnostic de hernie vaginale.

Cependant, en raison des commémoratifs et de la marche de la tumeur, en raison aussi de la matité constatée à la percussion et de l'absence de gargouillement pendant la réduction, le diagnostic restait hésitant ; les caractères de la tumeur pouvaient faire songer à un kyste du vagin.

En parcourant l'observation n° 1, on verra que l'opération justifia le diagnostic de kyste du vagin.

Voici donc une observation certaine de kyste du vagin réductible. Dans ce cas, la théorie classique était en défaut, puisque, selon elle, une tumeur réductible du vagin devait être une cystocèle, une hernie ou une rectocèle. Si nous insistons sur ce point de diagnostic des kystes du vagin, c'est pour montrer l'importance qu'il peut acquérir au point de vue des indications opératoires. L'opérateur non prévenu pourrait prendre pour une hernie vaginale ce qui serait un kyste réductible.

Des considérations précédentes résulte la conclusion que l'étude des kystes du vagin devra discuter ce point de diagnostic spécial concernant la réductibilité, afin de permettre à l'opérateur de poser des indications opératoires appropriées.

PATHOGÉNIE

Nous ne discuterons pas dans ce chapitre les diverses théories pathogéniques des kystes du vagin réfutées par les recherches modernes. Dans ces théories, les kystes étaient rapportés aux thrombus puerpéraux, à la dilatation des lacunes de Morgagni, à la dilatation des vaisseaux lymphatiques, à la prolifération kystique des tubes de Skene, à des adénomes kystiques, comparables aux kystes de l'ovaire. Toutes ces hypothèses, aujourd'hui, n'appartiennent plus qu'à l'histoire : il est donc inutile de s'étendre sur elles.

Quant à l'origine hydatique des kystes, certes, elle ne peut être contestée pour un petit nombre d'entre eux, les kystes hydatiques pouvant se développer au niveau du vagin comme partout ailleurs.

Aujourd'hui, les trois principales théories discutées sont celles de l'origine glandulaire, de l'hygroma et de l'origine congénitale. Nous dirons aussi quelques mots de théorie qui met les kystes au compte de l'inclusion épithéliale.

Enfin, une dernière théorie a surgi récemment, celle de l'origine péritonéale de certains kystes, défendue par Fredet, dont nous reproduisons l'argumentation.

Théorie de l'origine glandulaire

C'est une des premières en date et pourtant une de celles qui ont encore conservé une certaine valeur. Elle fut défendue par Oakley, Virchow, von Preuschen. Celui-ci constate dans le vagin des glandes dont les culs de sac sont tapissés d'épithélium cylindrique, alors qu'au niveau du canal excréteur existe de l'épithélium pavimenteux. C'est à la dilatation de ces glandes que von Preuschen rattache la formation de ces kystes. La théorie glandulaire régna longtemps en maîtresse, mais un moment vint où l'existence de glandes au niveau du vagin fut niée.

L'hypothèse si longtemps admise tomba alors dans un discrédit complet. Selon la plupart des anatomistes et histologistes, la muqueuse vaginale, composée d'un épithélium pavimenteux stratifié et d'un derme, ne présente nulle part de glandes. Il semble cependant qu'on ait été un peu trop loin dans cette voie et qu'il existe aujourd'hui une nouvelle tendance à faire une certaine place à la théorie glandulaire.

Selon Marion, certains examens histologiques
ne laissent aucun doute. D'après lui, « le kyste enlevé par M. le Professeur Terrier, étudié par
Poupinel, était formé d'une agglomération de petits kystes ; la masse était située superficiellement et les cavités étaient tapissées de cellules
épithéliales, les unes pavimenteuses, les autres
cylindriques, d'autres muqueuses, analogues en
somme aux cellules des glandes décrites par von
Preuschen. Le contenu était muqueux. Tout récemment, l'examen d'un kyste enlevé dans le service du professeur Terrier a fourni les mêmes ré-
sultats ».

Voici quelles sont à ce sujet les conclusions de
Davidson, *in Archiv fur Gynaeckologie*, 1900,
t. LXI, f. 2, p. 418-433, sous le titre : « Zur Kennt-
niss der Scheidendrüsen und der aus ihnen
hervorgehenden Cysten ».

Conclusions résumées par R. le Fur *in Revue
de gynécologie et de chirurgie abdominales*, 1901,
page 256 :

« Se basant sur quatre cas publiés à ce sujet
dans la littérature, ainsi que sur une observation
personnelle, l'auteur arrive à formuler les conclusions suivantes :

1° Les glandes vaginales constituent une véritable malformation. Elles correspondent à une
véritable hétéroplasie des glandes cervicales; dans
la portion vaginale du canal de Müller. Reste encore à savoir si les glandes de la portion inférieure du vagin ne peuvent pas dériver des glan-

des de Bartholin ou des parties détachées des glandes sébacées de la vulve ;

2° Toutes les particularités de structure des glandes cervicales (telles que la forme extérieure, la structure de l'épithélium, le stroma) se retrouvent dans les glandes vaginales. Des ilots de muqueuse cervicale peuvent se former dans la muqueuse vaginale ;

3° L'origine des kystes du vagin, telle que la concevait von Preuschen, c'est-à-dire leur formation au-dessus des glandes du vagin, est démontrée par des observations ne laissant aucune place au doute ;

4° Les kystes ainsi formés correspondent principalement aux œufs de Naboth. Les quelques différences en contenu et en structure histologique de ces dernières formations, s'expliquent par les différences de leur siège et du milieu où elles se développent ;

5° Comme caractères généraux de ces kystes vaginaux d'origine glandulaire, il faut considérer :

a) Leur multiplicité ;

b) Leur volume peu considérable ;

c) L'épithélium simple qui les tapisse.

Il faut noter aussi, comme caractéristiques de cette sorte de kystes, les canaux excréteurs primitifs de ces glandes.

En somme, il paraît démontré qu'il peut exister des glandes au niveau de la partie supérieure du vagin et à sa partie inférieure. Mais si la transplantation des glandes vestibulaires et cervicales au niveau de la muqueuse vaginale est possible, il n'existe pas de raison pour tracer des limites supérieures ou inférieures à cette sorte de néoplasie glandulaire. Si cette pénétration des glandes se faisait à la fois en haut et en bas, la muqueuse vaginale pourrait contenir des glandes dans une grande partie de sa hauteur. C'est ce qui nous ramène aux vues de von Preuschen, qui a souvent constaté dans la muqueuse vaginale une sorte de réseau glandulaire.

La rareté de la constatation de glandes au niveau de la muqueuse vaginale n'est pas un obstacle à la théorie, si l'on songe à la rareté même des kystes du vagin.

Nous en concluons qu'un certain nombre de cas de kystes du vagin doivent être rapportés à l'origine glandulaire. Il n'est même pas nécessaire que les kystes de ce genre soient implantés au niveau de la partie supérieure ou inférieure du vagin. En effet, même en admettant que les glandes lorsqu'elles existent soient strictement localisées à ces régions ainsi que le veulent les auteurs, le kyste en augmentant peut prendre son plus grand développement dans telle direction, quitter progressivement son lieu d'origine pour monter ou descendre. Nous ne croyons pas non plus qu'il soit possible dans tous les cas de faire le diagnostic de l'origine glandulaire ou wolffienne des kystes rien que par l'examen histologique. Si l'épithélium cylindrique semble être la caractéristique des kystes wolffiens, les kystes

glandulaires aussi contiennent souvent cet épithélium. Von Preuschen a décrit des glandes vaginales dont les culs de sac étaient tapissés d'épithélium cylindrique, alors que le canal excréteur
était revêtu d'épithélium pavimenteux. Dans
beaucoup de kystes d'ailleurs, existent l'épithélium cylindrique et l'épithélium pavimenteux.

Enfin, la présence de tel type épithélial eut elle
une valeur, cette preuve disparaîtrait devant le
fait de la possibilité de métaplasies épithéliales,
le type cylindrique pouvant se transformer à la
longue en type pavimenteux et inversement.

Théorie des Bourses séreuses

Cette théorie prit naissance au moment où l'existence de glandes du vagin fut niée par les auteurs. A cette époque la théorie embryogénique n'avait pas encore pris naissance ; il paraissait donc légitime de faire des kystes du vagin une sorte d'hygroma analogue aux hygromas professionnels des autres parties du corps. L'on invoquait comme causes d'hygroma les frottements subis par la paroi vaginale, spécialement au niveau de la symphyse et l'on prétendit trouver la plupart des kystes chez les filles publiques et les femmes ayant eu plusieurs accouchements.

Cette théorie défendue par Verneuil, Tillaux, Thalinger, fut ruinée par les statistiques et les recherches histologiques Poupinel, sur 150 kystes du vagin, n'en trouve que huit appartenant à des filles publiques. Lamelongue publie plusieurs cas de kystes chez des nouveaux-nés et même des fœtus. De nombreux cas de kystes sont signalés par les auteurs chez des filles vierges.

D'autre part, les examens histologiques en démontrant que la majorité des kystes portent à leur face interne un revêtement épithélial cylindrique au moins partiel, ruinèrent définitivement la théorie des bourses séreuses, qui aujourd'hui, n'est plus applicable qu'à un nombre de cas très restreint.

Théorie de l'origine congénitale des Kystes

C'est la théorie qui, à l'heure actuelle, réunit la majorité des suffrages. Elle fut tout d'abord défendue par Watts en 1879, puis confirmée par de nombreux auteurs. Elle consiste à attribuer la formation des kystes aux débris embryonnaires des canaux de Wolff, de Müller et de la lame épithéliale qui comble le vagin pendant une période de la vie fœtale. Pour prouver la possibilité de la formation de kystes aux dépens de ces débris, il est nécessaire d'exposer l'origine et la destinée des formations qui leur correspondent chez l'embryon.

1° Origine et destinée du corps et du canal de Wolff chez la femme

L'on sait qu'il existe chez l'embryon humain d'un certain âge, une cavité séreuse dérivée de la fente pleuro-péritonéale ainsi appelée parce qu'elle fournira la cavité pleurale et la cavité péritonéale

L'épithélium qui revêt les parois de la fente ou cavité pleuro-péritonéale s'invagine à un certain moment en tube qui, partant de la saillie connue sous le nom d'éminence uro-génitale, parcourt des deux côtés le corps de l'embryon et vient s'ouvrir dans le cloaque.

Ce tube représente le futur canal de Wolff, mais à ce moment de son développement il porte le nom de « Pronephros » ou rein cervical. Selon Mathias Duval, il représente le rein primitif en recueillant la sérosité exhalée dans la fente pleuro-péritonéale et la conduisant au cloaque. C'est d'ailleurs là un stade définitif pour quelques êtres inférieurs.

A une période ultérieure, le canal de Wolff perd toute communication avec la fente pleuro-péritonéale, mais latéralement il pousse des prolongements qui prennent la forme glomérulaire en se mettant en rapport avec des ramifications vasculaires émanées de l'aorte.

C'est là le stade du « Mésonéphros »..

A une époque encore plus avancée, un diverticule prend naissance sur la partie inférieure du canal de Wolff et forme un bourgeon à trajet ascendant qui n'est autre que le bourgeon rénal définitif. C'est ce bourgeon qui porte le nom de « Métanéphros »; à ses dépens se forme le rein proprement dit.

Le canal qui met le bourgeon rénal en communication avec la partie inférieure du canal de Wolff, n'est autre que l'uretère. Un plan de clivage transversal sépare de plus en plus l'uretère de la partie inférieure du canal de Wolff dans lequel il débouchait. Finalement, canal de Wolff et uretère sont indépendants sur tout leur parcours et aboutissent tous deux au cloaque.

A partir de ce moment, le canal de Wolff, qui jusqu'alors avait constitué une voie d'excrétion urinaire, va jouer un autre rôle.

Si l'embryon, sortant de la période indifférente, évolue vers le sexe mâle, le corps de Wolff, ou du moins son extrémité inférieure (portion génitale) met ses tubes *flexueux* en rapport avec un organe dérivé de l'épithélium germinatif ; c'est cet épithélium qui recouvre l'éminence uro-génitale, au-dessus du corps de Wolff. L'organe formé aux dépens de cet épithélium n'est autre que le testicule. Le corps de Wolff forme le *rete testis* et l'épididyme, le canal de Wolff forme le canal déférent.

Si, au contraire, l'embryon évolue vers le sexe féminin, l'organe dérivé de l'épithélium germinatif est l'ovaire. Quant au corps de Wolff, il forme ce qu'on appelle « l'organe de Rosenmüller », constitué chez la femme adulte par un canal se terminant en cul-de-sac et émettant latéralement « comme les dents d'un peigne », selon l'expression de Mathias Duval, douze à quinze canaux qui, chez les ruminants, forment une sorte de *rete ovarii* par analogie avec le *rete testis*.

L'organe de Rosenmüller dont nous venons de parler, est placé chez la femme adulte, dans le ligament large, entre la trompe et l'ovaire. Il ressort de notre description qu'il représente chez la femme l'homologue de l'épididyme chez l'homme.

Le canal de Wolff, qui fait suite à l'organe de Rosenmüller est chez la femme l'homologue du canal déférent chez l'homme.

Chez un assez grand nombre de femmes, et constamment chez les ruminants, les canaux de Wolff persistent, longent les trompes, le corps de l'utérus, la paroi vaginale antéro-latérale et viennent déboucher sous forme de pertuis minuscules de chaque côté de l'orifice uréthral.

D'autres fois, le canal entier ne persiste pas, mais seulement de petits tronçons situés sur son trajet, depuis l'organe de Rosenmüller dans le ligament large jusqu'à l'extrémité inférieure du vagin.

L'épithélium de ce canal est cylindrique, quelquefois cylindrique cilié.

Il est d'ordinaire séparé de la muqueuse vaginale par une couche de tissu conjonctif propre.

C'est dans les débris de ce canal que se développent, ainsi que nous le verrons tout à l'heure, la plupart des kystes du vagin, selon la théorie la plus en vogue aujourd'hui.

2° Origine et destinée des canaux de Müller et de la lame épithéliale embryonnaire

Reportons-nous au stade embryonnaire où la fente pleuro-péritonéale donne par invagination de son épithélium, naissance au canal de Wolff.

Une fois que celui-ci a achevé son développement, une seconde invagination de l'épithélium pleuro-péritonéal donne naissance à un autre tube qui suit un trajet parallèle à celui du canal de Wolff, en s'adossant à sa paroi. Ce tube porte le nom de *canal de Müller*.

Contrairement au canal de Wolff, le canal de Müller ne voit pas s'oblitérer son orifice de communication avec la fente pleuro-péritonéale ; cet orifice persistera et c'est autour de lui que se formera le pavillon de la trompe.

Perpendiculairement au cordon uro-génital et par conséquent au canal de Müller, au milieu de celui-ci, passe le ligament de Hunter, futur ligament rond. Il partage le canal de Müller en deux moitiés, dont l'une supérieure formera la trompe, tandis que l'inférieure contribuera à la formation de l'utérus et du vagin.

Nous n'avons pas parlé jusqu'à présent de l'extrémité inférieure des canaux de Muller.

C'est que contrairement aux canaux de Wolff, ils ne débouchent pas inférieurement dans le cloaque, mais affectent une disposition spéciale. En effet, le cloaque qui sert primitivement de confluent à l'intestin, aux voies d'excrétion urinaire et génitale, est divisé, un moment donné, par l'abaissement d'une cloison transversale en une moitié antérieure ou sinus-uro-génital et une moitié postérieure, futur rectum. C'est dans cette cloison, sur la paroi postérieure du sinus uro-

génital que s'enfoncent les extrémités inférieures
pleines des canaux de Müller. Ces derniers, com-
blés dans leur partie inférieure par prolifération
épithéliale, descendent dans la cloison jusqu'au
niveau de la membrane anale qui ferme encore le
cloaque. Ils repoussent la membrane au dehors
sous forme d'une petite éminence qui est l'origine
du futur hymen. Ce dernier n'est par conséquent
que le prolongement inférieur du vagin.

A une époque ultérieure, les canaux de Müller
s'adossent l'un à l'autre progressivement de bas
en haut.

Comme on sait que de leur fusion résulte la
formation de l'utérus et du vagin, l'on prévoit
que selon le degré de cette fusion on aura un utérus et un vagin normal, un vagin double et un
utérus double, un vagin unique et un utérus
double, un utérus bicorne.

D'ailleurs la plupart de ces malformations sont
fixées à l'état de caractères permanents chez certaines espèces animales.

La lame épithéliale qui résulte de l'adossement
des canaux de Müller porte le nom de *lame épithéliale embryonnaire*.

Par une prolifération extrêmement active des
éléments de cette dernière, il se forme un cylindre
plein qui repousse en tous sens les parois qui
l'entourent, rétrécit en avant le sinus uro-génital
et en arrière ce qui reste du cloaque. Puis la lame
épithéliale embryonnaire subit en son milieu une
fonte régressive qui a pour but la création de la

cavité utéro-vaginale. Inférieurement, le bouchon cloacal, formé par prolifération de la membrane anale, se rompt ; le canal utéro-vaginal ou *canal génital* de Leuckart est créé.

L'épithélium polyédrique stratifié qui comble les canaux de Müller évolue vers le type prismatique dans la région utérine, vers le type pavimenteux stratifié dans la région vaginale.

3° Conclusion en faveur de l'origine embryonnaire des Kystes

Il ressort des considérations précédentes que le vagin contient dans beaucoup de cas des débris embryonnaires, provenant, sur les parois antéro-latérales, des canaux de Wolff ou de Gærtner, sur la paroi postérieure d'un canal de Müller, en admettant que le vagin se soit développé aux dépens d'un seul canal de Müller, alors que l'autre serait resté rudimentaire. En outre, il peut persister des débris de la lame épithéliale embryonnaire.

a) Or, dans d'autres régions du corps, des débris embryonnaires donnent naissance à des kystes ; c'est ainsi que peuvent se former les kystes du cou aux dépens des fentes branchiales, les kystes dentaires aux dépens des follicules dentaires, les kystes de l'épididyme aux dépens des canaux de Wolff.

Par comparaison on est en droit d'attribuer aux kystes du vagin une origine congénitale.

b) Les kystes du vagin, quand ils sont plu-

sieurs, sont souvent disposés en chapelet, sur le
trajet des canaux de Wolff ; il n'y aurait à cela
aucune raison s'ils n'étaient formés aux dépens
de ces derniers.

c) Les kystes sont plus souvent développés à
droite qu'à gauche et cela coïncide avec le fait que
les canaux de Wolff persistent eux-mêmes plus
souvent à droite qu'à gauche.

d) Les kystes s'étendent quelquefois dans le
ligament large du côté du correspondant et se con-
tinuent avec l'organe de Rosenmüller ; or, nous
savons que cet organe n'est que la portion supérieure du canal de Wolff.

e) Le kyste a souvent une direction longitudinale, en fuseau, en rapport avec la direction du
canal de Wolff.

f) Le kyste a une paroi indépendante de la paroi vaginale.

Du vagin à la face interne du kyste on rencontre
l'épithélium pavimenteux stratifié vaginal, le
derme, une zone musculaire, puis une couche
conjonctive séparant les deux parois, une zone musculaire, une couche conjonctive mince et un épithélium cylindrique. A remarquer que l'épithélium
kystique, quand il s'agit de la paroi antéro-latérale, est le plus souvent cylindrique alors que
l'épithélium vaginal est pavimenteux. Mais pré-
cisément l'épithélium des canaux de Wolff est
cylindrique, d'où une nouvelle présomption d'origine embryonnaire.

g) Les kystes de la paroi postérieure du vagin

ont un épithélium pavimenteux et possèdent des papilles. Cette analogie de structure avec la muqueuse vaginale fait présumer l'origine des kystes aux dépens des canaux de Müller.

h) Un dernier argument très important, en faveur de l'origine congénitale des kystes, invoque l'absence de glandes au niveau du vagin. Nous avons vu précédemment la réserve qu'il fallait apporter à cette affirmation.

Théorie des Kystes par inclusion

Cette théorie explique les kystes par l'enfouissement de l'épithélium vaginal dans la profondeur de la muqueuse sous l'influence d'un traumatisme de celle-ci.

Ces traumatismes sont dus à l'action du forceps, du spéculum, de corps étrangers, de canules ou autres instruments capables de blesser la muqueuse, tel le bistouri dans une colpo-périnéorraphie par exemple. C'est le forceps surtout qui est en cause et la littérature médicale cite quelques cas de kystes du vagin succédant à l'emploi du forceps.

Le fait qu'un certain nombre de kystes du vagin puisse reconnaître cette origine par inclusion semble en soi très logique, surtout si l'on pense que l'on admet bien des kystes de ce genre aux doigts et à l'iris entre autres.

Origine péritonéale des Kystes

Voici une nouvelle théorie qui a pris naissance en Allemagne, mais a été surtout développée et défendue chez nous par Fredet (1). Cet auteur s'appuie sur une observation personnelle que nous avons reproduite dans notre thèse sous le numéro III, pour reprendre la théorie émise par Zuckerkandl.

Le point de départ de cette théorie semble avoir été la constatation suivante de Ziegenbeck restée longtemps sans explication ; d'après cet auteur, l'on trouve chez un grand nombre de femmes un diverticule partant du cul de sac de Douglas et s'enfonçant dans les tissus sous-jacents. Voici d'ailleurs les paroles de Ziegenbeck citées par Fredet :

« Il existe au fond du cul de sac de Douglas, dans un tiers environ de la totalité des cas, une ouverture conduisant dans les tissus sous-ja-

(1) *Bulletins* et *Mémoires de la Société Anatomique de Paris*, octobre 1903.

cents. On y trouvait dans quelques cas des sécrétions pathologiques ; aussi pensais-je qu'il s'agissait de fistules provenant d'abcès rompus. Mais j'ai fréquemment observé dans la suite une disposition identique dans des cas absolument normaux. Je n'ai pu en trouver aucune explication et je me suis contenté d'enregistrer son existence. »

Or, les recherches embryologiques prouvèrent que le cul de sac de Douglas embryonnaire descend en réalité beaucoup plus bas que le cul de sac de Douglas de l'adulte. C'est ainsi que, selon Fredet, Breisky aurait figuré dans la *Deutsche Chirurgie* une coupe saggittale d'embryon féminin de trois mois dans laquelle on voit un cul de sac de Douglas descendant jusqu'au niveau de l'abouchement du canal utéro vaginal dans le sinus uro-génital.

A certain stade de l'évolution fœtale, le cul de sac de Douglas descend le long de la paroi vaginale postérieure jusqu'à une très petite distance du périnée.

Ultérieurement, le cul de sac de Douglas embryonnaire subit le sort de quelques autres formations analogues, c'est-à-dire qu'il s'oblitère en partant du fond sur une assez grande étendue pour finalement présenter les rapports que nous constations chez l'adulte.

Ne voyons-nous pas de même chez l'homme une oblitération du canal péritonéo-vaginal ? Zuckerkandl, se basant sur ces faits, a émis l'avis qu'un défaut d'oblitération sur une partie du cul de sac de Douglas embryonnaire, pouvait provoquer la formation d'un kyste. Fredet, adoptant et développant les conclusions de Zukerkandl, fait remarquer qu'il se passerait là un fait tout à fait analogue à la formation de kystes aux dépens du canal péritonéo-vaginal.

Sans doute le kyste, ainsi développé, ne serait en somme qu'un kyste de la cloison recto-vaginale, mais en repoussant la paroi vaginale postérieure, il ferait saillie dans le vagin et serait par conséquent pris pour un kyste du vagin.

Fredet, se basant sur ces arguments et sur l'examen histologique, croit avoir la preuve que le kyste qu'il a enlevé dans le cul de sac postérieur est bien un kyste d'origine péritonéale. En effet, les cellules épithéliales qui tapissaient la face interne du kyste étaient très basses, ainsi que les cellules de revêtement du péritoine. Mais Fredet nous dit avoir négligé de rechercher s'il existait entre son kyste et le cul de sac de Douglas un lien quelconque, une sorte de fascia d'oblitération prouvant l'origine du kyste. Or c'est là, il nous semble, le fait capital, et tant qu'une nouvelle observation ne viendra pas démontrer l'existence d'un pédicule plein ou creux reliant les kystes postérieurs au cul de sac de Douglas, il nous semble téméraire d'imiter la conduite de Fredet qui voudrait, pour les kystes postérieurs, substituer la théorie de l'origine péritonéale à celle de l'origine müllerienne.

Pour cet auteur, si l'on admet que les kystes postérieurs se développent aux dépens d'un canal de Müller ne prenant pas part à la formation du vagin, il devrait coexister avec ce kyste des malformations génitales.

Il n'admet l'origine müllerienne d'un kyste dans un vagin normal qu'aux dépens de cellules de transition entre l'épithélium utérin et vaginal provenant de l'endroit où il existe une hyperactivité cellulaire.

Mais il n'est pas prouvé que l'absence de participation d'un canal de Müller à la formation du vagin entraîne forcément des malformations génitales.

D'ailleurs n'est-il pas admissible que, les deux canaux de Müller participant à la formation du vagin, un îlot cellulaire sur un point quelconque de la périphérie, soit inclus dans la profondeur des tissus et évolue plus tard de manière à former un kyste ? L'on ne voit même pas pourquoi ce processus serait exclusivement réservé à la zone de transition utéro-vaginale, ainsi que le concède Fredet pour quelques kystes seulement.

Somme toute, il nous semble que la théorie de l'origine péritonéale des kystes postérieurs, défendue par Fredet, est insuffisante à détrôner la théorie müllerienne. Nous faisons cependant toutes réserves pour l'avenir, ainsi que nous l'avons dit précédemment.

PRONOSTIC

Le pronostic des kystes du vagin est, en général, bénin. Leur accroissement est lent et les troubles fonctionnels sont en raison du volume et de la situation du kyste. Nous avons déjà vu que dans les accouchements leur présence constitue rarement une cause de dystocie.

Comme tous les autres kystes, les kystes du vagin sont exposés à la suppuration et à la fistulisation ; à ce point de vue donc leur pronostic est à réserver.

TRAITEMENT

Le traitement des kystes du vagin consiste dans l'extirpation pure et simple, aussitôt qu'ils constituent pour la femme une gêne permanente.

Si cette extirpation, pour cause d'adhérences ou pour toute autre raison, ne peut être pratiquée, on se contentera de l'incision du kyste et d'un tamponnement de sa cavité avec de la gaze iodoformée.

La ponction simple est un mauvais procédé, car elle expose à la récidive ; elle n'est plus employée aujourd'hui que dans le cas de grossesse pour parer à la menace de dystocie créée par le kyste.

Quant à la ponction suivie d'injection irritante, elle doit être abandonnée, car elle provoquerait souvent la suppuration des kystes.

Un kyste suppuré sera traité par l'incision simple et le drainage lorsque l'extirpation sera trop difficile. Lorsqu'il existe des fistules, un large débridement de l'orifice fistuleux sera nécessaire.

OBSERVATIONS

OBSERVATION I

(INÉDITE)

La nommée P..., âgée de 39 ans, fermière, entre à l'hôpital de Nancy le 9 novembre 1903, à la clinique chirurgicale de M. le Professeur Gross.

C'est une femme bien constituée, de taille moyenne, ne présentant pas de troubles de l'état général.

Les antécédents héréditaires ne présentent rien de notable à signaler.

Dans les antécédents personnels nous relevons qu'elle a eu onze accouchements à terme et trois fausses couches, dont la cause est ignorée.

La menstruation, en dehors des grossesses, aurait toujours été normale en durée et en quantité.

Il n'existe pas chez la malade de passé morbide antérieur à l'affection qui nous l'amène.

Pendant la seconde moitié de sa première grossesse, il y a dix-huit ans, la malade vit apparaître à la vulve une tumeur de la grosseur d'une noix qu'elle découvrit par hasard.

Cette tumeur faisait saillie en-dessous du clitoris, écartant les grandes et les petites lèvres, mais ne sortait pas entièrement, au moins à l'état de repos.

Pendant l'effort, elle sortait complètement, obéissant sans doute à la poussée abdominale. Une fois l'effort cessé, elle persistait dehors, l'accolement des parois vaginales l'empêchant de rentrer. Cependant par une pression exercée avec la main, on pouvait toujours la faire rentrer dans le vagin.

Peu à peu cette tumeur augmenta, son développement recevant à l'occasion de chaque grossesse une nouvelle impulsion.

Jamais cependant la tumeur n'aurait constitué un obstacle à l'accouchement.

Pendant de longues années, la malade n'aurait pas ressenti de grands troubles à l'occasion du développement de son kyste, sauf un peu de gêne et de pesanteur localisées au bas-ventre et augmentant par la marche et le travail. Cependant, à l'approche des époques, le ventre devenait douloureux, la sensation de gêne et de pesanteur augmentait et la malade dut le plus souvent renoncer momentanément à ses occupations.

L'augmentation de volume de la tumeur et les troubles fonctionnels marchèrent alors de pair.

La tumeur, après avoir acquis le volume d'un œuf de poule, resta ainsi stationnaire jusqu'à il y a deux ans. Depuis cette époque, elle a encore continué à augmenter et présente actuellement le volume d'un gros poing d'adulte. En même temps les troubles fonctionnels ont subi diverses modifications que nous décrirons tout à l'heure.

Si maintenant nous passons à l'examen de l'état actuel, nous constatons tout d'abord, que la constitution n'a pas beaucoup souffert du fait de l'affection locale.

On ne relève chez la malade aucun signe d'amaigrissement ou de cachexie. La paroi abdominale est assez épaisse, mais elle est relâchée par suite des nombreuses grossesses de la malade.

A l'inspection, on constate l'existence au niveau de la vulve d'une tumeur ayant le volume d'un poing d'adulte. Cette tumeur est de coloration rosée, de forme irrégulièrement ovalaire, ne se confond pas sur ses limites avec la vulve qui l'entoure, mais en reste séparée par un sillon. La tumeur est circonscrite à sa base par la moitié supérieure des grandes et petites lèvres qui sont repoussées en dehors par elle. En haut, la tumeur confine au clitoris ; en bas, elle reste séparée de la fourchette par l'extrémité inférieure des grandes et des petites lèvres. La direction est un peu oblique à gauche et en bas, ce qui donne l'impression que le point d'implantation intravaginal doit se trouver à droite et en haut.

L'extrémité libre de la tumeur est légèrement effilée ; le grand diamètre est à peu près à égale distance du sommet et de la base ; vers cette dernière surtout, il subit une diminution graduelle.

En regardant la tumeur de près, on s'aperçoit que des sillons irréguliers, profonds de deux à trois millimètres divisent la surface en trois lobes inégaux. Chacun de ces lobes revêt un aspect bosselé dû à une multitude de saillies et de dépressions peu considérables.

Nulle part on ne découvre d'ulcération à la surface de la tumeur, pas plus d'ailleurs qu'il n'existe d'excoriations sur la partie avoisinante de la vulve et de la partie supérieure des cuisses.

A la palpation, la tumeur est résistante ; nulle part on ne constate de fluctuation. Le contact de la surface démontre que celle-ci est rude et sèche, relativement à la muqueuse vaginale. Il semble que la muqueuse recouvrant la tumeur, ait subi un commencement de cutanisation.

La percussion donne une matité uniforme sur toute l'étendue de la tumeur.

Si nous explorons la partie intra-vaginale, nous constatons que la tumeur se prolonge dans le vagin par un pédicule large prenant son point d'implantation au niveau de la partie inférieure de la paroi vaginale antéro-latérale droite.

Par la pression exercée avec les doigts sur l'extrémité libre de la tumeur, celle-ci peut être non seulement refoulée dans le

vagin, mais à l'intérieur de ce conduit elle peut être complète-
ment réduite et disparaître dans l'abdomen.

Pendant l'exécution de cette manœuvre, la tumeur doit être contenue avec les deux mains pour éviter qu'une partie ressorte pendant qu'on fait rentrer l'autre.

La tumeur a en effet une tendance spontanée à réapparaî- tre aussitôt après la réduction.

Sous l'influence de la poussée abdominale, cette réappari- tion est beaucoup plus rapide. La tumeur dans ces condi- tions, fait à la vulve une saillie plus considérable qu'à l'état de repos, entraînant avec elle au dehors la partie intra-vagi- nale et son pédicule.

A l'endroit où disparaît la tumeur lors de la réduction, en un point correspondant à la partie droite du plancher vési- cal, les doigts plongent dans une large boutonnière à forme ovale, d'environ trois centimètres de longueur sur deux de largeur. Ils pénètrent, coiffés de la muqueuse vaginale, dans une cavité dont ils ne peuvent atteindre le fond, ni explorer les parois.

La muqueuse vaginale, trop grande à la suite de la réduc- tion, forme de vastes replis qui disparaissent aussitôt que la tumeur réapparaît.

L'introduction de la sonde dans la vessie démontre l'exis- tence sur le côté droit de la tumeur, d'un diverticule vésical n'atteignant pas le pôle inférieur de celle-ci.

Au toucher, l'on constate que le col utérin est fortement refoulé vers la droite et affecte une direction presque trans- versale.

En ce qui concerne les troubles fonctionnels, nous savons déjà qu'ils ont progressivement augmenté au fur et à mesure que la tumeur devenait plus volumineuse. A la sensation de gêne et de pesanteur avec douleurs abdominales à l'approche des époques, sont venus se joindre des troubles de la miction et de la défécation.

Les mictions sont devenues plus fréquentes, plus impé- rieuses.

Cependant les urines sont claires et il n'existe pas de signe de cystite. D'autre part, la malade se plaint d'une constipation qui ne cède qu'à l'emploi de laxatifs.

Quant aux règles, elles ont toujours été régulières ; cependant, depuis quelque temps elles sont plus abondantes, sans que la malade s'en soit inquiétée. Les douleurs dont nous avons parlé reviennent à chaque menstruation.

Il est à noter que lorsqu'on pratique la réduction de la tumeur, la malade accuse le besoin d'uriner.

En face de ces données, plusieurs diagnostics furent successivement discutés. Le premier diagnostic auquel on pouvait penser, celui de cystocèle, fut écarté, puisque, comme nous l'avons dit, l'épreuve de la sonde vésicale ne révélait que la présence d'un diverticule sur le côté interne de la tumeur.

Il était évident que la tumeur ne pouvait être une rectocèle, à cause de son point d'implantation sur la paroi antérieure du vagin. D'ailleurs le toucher rectal n'avait révélé rien d'anormal.

L'existence d'une réductibilité nette fit songer à une hernie périnéale. Cependant l'existence de la matité sur toute la surface de la tumeur et l'absence de gargouillement lors de la réduction étaient de nature à mettre en doute l'existence d'une hernie.

On fit alors l'expérience suivante : Un demi-litre d'eau gazeuse fut injecté dans le rectum de la malade dans le but de se rendre compte des effets de l'injection sur la tumeur ; celle-ci, au cas de hernie périnéale devait se distendre. Or, voici ce qu'on observa pendant l'exécution de l'expérience : La tumeur devenait plus tendue, faisait une saillie plus prononcée, mais la réduction n'en restait pas moins possible.

L'on songea aussi à un kyste du vagin, d'autant plus que la tumeur était mate à la percussion et qu'on ne constatait pas de gargouillement lors de la réduction. Par contre, dans cette hypothèse, la possibilité de réduction complète s'expliquait mal, ce caractère appartenant de préférence aux hernies.

Si d'ailleurs on constatait de la matité et de l'absence de gargouillement, cela ne suffisait pas pour rejeter le diagnostic de hernie, celle-ci pouvant contenir autre chose qu'une anse intestinale caractérisée par la sonorité et le gargouillement à la pression.

Le 25 novembre, M. le Professeur Gross pratique une laparotomie exploratrice. Au cours de celle-ci on constate que la tumeur n'affecte pas de rapports de continuité avec les organes abdominaux ; aussi fait-on l'ablation de la tumeur par la voie vaginale.

Après incision longitudinale et médiane de la tumeur, au moment de pénétrer dans sa cavité, il s'en écoule environ deux cuillerées à bouche de liquide brun sirupeux.

Après ablation de la paroi kystique qui remonte assez haut sur la paroi inférieure latérale droite de la vessie, une partie de la muqueuse de la paroi vaginale antérieure est réséquée afin d'obtenir un meilleur affrontement des surfaces cruentées et de pratiquer une meilleure suture.

L'examen macroscopique révèle la nature kystique de la tumeur. La surface interne est rosée, lisse. Il existe encore un peu de liquide brun sirupeux à la partie déclive.

L'épaisseur de la paroi est de cinq millimètres, partout uniforme.

L'examen histologique est fait par M. le Dr Briquel, préparateur d'anatomie pathologique.

Voici ses constatations :

« Les parois sont fibreuses, revêtues suivant les régions, par de l'épithélium cylindrique présentant çà et là quelques cryptes, ou par de l'épithélium pavimenteux dont les assises sont d'épaisseur variable. Extérieurement à la couche fibreuse épaisse, existent des faisceaux musculaires lisses.

Les couches internes ne présentent aucune trace de tissus de nature tératoide.

Le contenu est formé par un liquide épais, brunâtre, grumeleux, contenant de très nombreuses et très grandes tabletles de cholestérine, des granulations graisseuses, quelques globules blancs et quelques cellules épithéliales dequamées peu colorables et déformées.

<hr>

OBSERVATION II

(INÉDITE)

Cl... B..., âgée de 46 ans, cultivatrice, entre à l'hôpital de Nancy, le 19 janvier 1904, à la clinique de M. le Professeur Gross.

On constate chez la malade un prolapsus utérin avec saillie du col à la vulve. L'utérus est aisément réductible, mais pendant la manœuvre de réduction on découvre sur la paroi vaginale, à 10 millimètres environ de l'entrée du vagin, une saillie lisse, indolore, fluctuante, aisément dépressible, de la forme et du volume d'un pouce d'adulte. La tumeur à son grand axe dirigé du pubis à la fourchette. Ses dimensions sont environ 3 centimètres 1/2 en longueur, 1 centimètre en hauteur et 1 centimètre en épaisseur. Le diagnostic de kyste du vagin est posé. Interrogée à ce sujet, la malade dit ne s'être jamais doutée de l'existence de ce kyste.

Le 22 janvier, on fait à la malade une colpo-périnéorraphie et simultanément l'on pratique l'extirpation du kyste. Pendant l'opération il s'écoule du kyste un peu de liquide blanc et filant qui n'a pu être recueilli.

À l'examen macroscopique, la paroi interne est lisse, recouverte d'un enduit muqueux.

La pièce fut envoyée le même jour au laboratoire d'anatomie pathologique. M. le Dr Briquel se chargea de l'examen, dont voici le s constatations :

« Le revêtement interne consiste en un épithélium pavimenteux, faisant défaut en quelques points, très mince en d'autres, présentant ailleurs des épaississements notables. La couche sous-jacente est formée par du tissu fibreux assez dense, où courent de nombreux vaisseaux. Les veinules ont une paroi musculeuse très épaisse. Suivant les régions examinées, ce kyste confine, ou à du muscle lisse (vagin) ou à du tissu musculaire strié (muscles du périnée). Dans la région où ces deux parois musculaires sont rapprochées, existent, dans la couche dermique de la paroi, de petites glandes à mucus, groupées en plusieurs amas, de structure identique à celle des glandes vulvaires. »

OBSERVATION III

OBSERVATION DE FREDET

(In. *Bulletin et Mémoires de la Société Anatomique de Paris*, octobre 1903, page 646.)

« Il s'agit d'un kyste du vagin, que j'ai enlevé, avec M. Muret, à une jeune femme de 19 ans. Ce kyste a été découvert fortuitement, à l'occasion d'un examen génital, car il ne provoquait aucun trouble ou sensation anormale.

Au spéculum, on voyait la paroi postérieure du vagin soulevée, au voisinage du cul de sac, par une masse ovalaire, du volume d'une petite noix, à grand axe transversal, un peu plus étendue du côté droit que du côté gauche. La tumeur était translucide et légèrement rosée ; en refoulant la paroi vaginale avec le spéculum, on augmentait sa tension. Elle subissait l'influence de l'effort abdominal, et en touchant seulement par le vagin, on n'aurait pu dire s'il s'agissait d'un kyste ou d'une hernie vaginale. Mais le toucher rectal permettait de dépasser la limite supérieure de la tumeur, et de définir une poche rénitente, placée entre le vagin et le rectum, au niveau du cul de sac postérieur et au-dessous.

Je me proposai d'enlever le kyste sans l'ouvrir, au moyen d'une incision transversale faite sur le cul de sac vaginal. Mais, comme il arrive parfois, la poche très mince et serrée de près, s'est rompue, au cours du décollement. Aussi, pour faire une exérèse complète, ai-je dû enlever avec la poche un segment ellipsoïdal du vagin, ce qui a d'ailleurs fourni une pièce avantageuse pour l'étude des rapports topographiques du kyste et de la paroi vaginale. La brèche vaginale a été réparée au catgut.

La tumeur s'est laissée facilement décoller de la face antérieure du rectum, sans ouvrir la cavité péritonéale. La cavité kystique semblait présenter une corne à ses deux extrémités transversales, particulièrement du côté droit. Mais je tiens à répéter, une fois encore, que le kyste était bien postérieur, et non en situation latérale avec un prolongement postérieur. Le liquide contenu dans la poche était absolument limpide, incolore, très fluide, nullement visqueux.

Examen de la pièce. — La membrane kystique a été modérément tendue sur un liège, et fixée sans retard dans l'alcool à 90°. Je l'ai examinée à plat, ce qui était facile, en raison de son extrême minceur, et au moyen de coupes comprenant la paroi vaginale et la paroi kystique.

L'épithélium qui tapisse la poche est d'une grande fragilité. Malgré les précautions prises pour recueillir la pièce, il s'est desquamé en beaucoup de points, et on ne le rencontre que par îlots.

Sur la membrane à plat on constate nettement l'existence d'un épithélium formé d'une seule couche de cellules polygonales.

Les noyaux, ronds, ovalaires, ou légèrement déformés par pression réciproque, occupent presque toute la cellule. Les uns sont légèrement teintés et l'on y reconnaît facilement un ou deux nucléoles avec de grosses granulations disposées à la périphérie ; les autres se colorent plus vivement, leurs détails sont indistincts et l'on y retrouve avec peine quelques granulations très foncées.

Le protoplasma cellulaire est transparent et se colore faiblement. Cependant, en faisant varier la mise au point, on arrive à déterminer la forme des cellules et à constater qu'elles sont étroitement accolées, et polyédriques par pression réciproque. En plusieurs endroits, une ligne blanche sépare les corps des cellules mitoyennes ; elle résulte, sans doute, de la rétractation et de la séparation des cellules voisines, sous l'influence des réactifs fixateurs.

Les coupes transversales donnent des indications plus complètes, relativement à l'épithélium. En quelques points les cellules juxtaposées se distinguent plus ou moins nettement les unes des autres et affectent la forme cubique, la plus grande partie de la cellule étant remplie par le noyau. Mais d'une façon générale l'épithélium forme une couche homogène, parsemée de noyaux aplatis, disposés côte à côte, sans qu'il soit possible de distinguer de limites cellulaires.

Au-dessous de l'épithélium, existe une couche conjonctive, plus ou moins serrée, peu riche en noyaux, et qui forme la paroi propre des kystes, comme on peut s'en convaincre en examinant des coupes portant sur des parties où la membrane kystique est séparée de la paroi vaginale. Mais aux points où ce décollement n'a pas eu lieu, il n'est pas possible, au microscope, de dire exactement où finit le kyste et où commence le vagin.

Au-dessous de la paroi kystique, on reconnaît la paroi vaginale tout entière, avec ses fibres lisses, ses vaisseaux abondants, et plus superficiellement, son derme papillaire et son épithélium pavimenteux stratifié du type malpighien.

En résumé, nous nous trouvons en présence d'un kyste développé entre le vagin et le rectum, faisant saillie dans le vagin dont il soulève la paroi postérieure au niveau du cul de sac. Sa paroi est tapissée d'un épithélium à une seule couche, formé de cellules très basses, souvent inséparables les unes des autres.

OBSERVATION IV

Kyste du vagin d'origine wolffienne
Par Pierre Fredet

(In *Bulletin et Mémoires de la Société anatomique de Paris*,
octobre 1903, page 721.)

Ce kyste n'a pas d'histoire clinique. Il était porté par une
femme de 39 ans, entrée à l'hôpital pour une déchirure an-
cienne du périnée, avec gros utérus métritique et prolapsus
vaginal. Elle avait, en outre, sans s'en douter, un kyste vaginal du volume d'une noix, exactement localisé à la région du
cul de sac latéral gauche. Comme renseignements complé-
mentaires, ayant quelque intérêt dans le cas présent, il faut
noter que cette femme a, depuis quatorze ans, accouché de
sept enfants, tous venus facilement, sans application de
forceps ou d'autre instrument capable de produire une attri-
tion des tissus ou une inclusion épithéliale.

Le kyste était contenu dans la paroi vaginale, qui se dédou-
blait pour le loger, mais il siégeait plus près de la surface
extérieure que de la muqueuse. Je l'ai enlevé sans l'ouvrir,
avec un segment du vagin. L'exérèse était complète, sans
laisser de diverticules, car la pression exercée sur la poche
après ablation n'a pas fait sourdre une seule goutte de liquide.
Le pincement du vagin sur la partie culminante de la tumeur
a fourni un point d'appui solide, grâce auquel il a été facile
d'inciser le vagin au pourtour de la saillie formée par le kyste
et d'isoler celui-ci sans rester au contact de sa paroi, ce qui a
de l'importance comme on le verra dans un instant.

Après l'opération, le kyste a été ouvert, son contenu a été
recueilli. En voici la majeure partie : C'est un liquide marron,
visqueux, de consistance mélécérique, Sa couleur est due à
une petite hémorrhagie résultant des explorations et du net-
toyage subis par la malade.

La pièce a été déposée dans l'alcool fort, incluse dans la paraffine et débitée en coupes sériées.

Un certain nombre de ces coupes comprennent à la fois la muqueuse vaginale et la paroi du kyste.

Au microscope, il n'est pas impossible de reconnaître au kyste une capsule conjonctive propre. Sa paroi semble uniquement constituée par un épithélium cylindrique à une seule couche, sans membrane basale, recouvrant une surface à peu près régulière, mais avec quelques saillies papillaires en certains points.

Au-dessous de l'épithélium, se dispose une nappe de cellules conjonctives allongées ou rondes, dont les noyaux vivement colorés forment une ligne parallèle à celle de l'épithélium. Les cellules épithéliales sont régulièrement cylindriques, le noyau peu volumineux par rapport au corps cellulaire occupe généralement le pied des cellules. Il prend avec intensité les colorants nucléaires, et l'on n'y distingue aucun détail. Le protoplasma est transparent et légèrement granuleux.

Une particularité intéressante de ce kyste consiste en ce qu'il possède des diverticules en doigts de gants. En examinant des coupes sériées, telles que celles que je vous présente, on voit l'épithélium tapisser d'abord une dépression de la paroi ; plus bas, la dépression s'isole de la cavité kystique ; elle apparaît sous forme d'un tube épithélial, sectionné transversalement et logé immédiatement au-dessous de la paroi cellulaire du kyste. En d'autres points, on voit des diverticules analogues, plus ou moins compliqués et plus ou moins profondément situés.

J'insiste sur cette disposition, car si l'on examinait une seule coupe, on serait porté à croire qu'il y a autour du kyste des formations d'aspect glandulaire, on serait tenté d'en faire des glandes du vagin et de penser que le kyste dérive vraisemblablement de ces glandes dilatées. Les coupes en série ne laissent aucun doute et prouvent qu'il s'agit de diverticules de la poche principale.

Je rapprocherai très volontiers ce fait de celui qu'à signalé Vassmer et dont je vous ai déjà entretenus. Il s'agissait donc ici d'un kyste du canal de Gartner, avec dilatation des diverticules d'aspect glandulaire émis par ce canal, qu'on confond communément avec de vraies glandes vaginales.

Ce diagnostic est fondé :

1° Sur la situation franchement et uniquement latérale du kyste ;

2° Sur la situation haute, au niveau du cul de sac ;

3° Sur le siège, dans la paroi vaginale, loin de la muqueuse ;

4° Sur la présence de diverticules en doigts de gants, plus ou moins ramifiés, caractéristiques de la portion inférieure du canal de Gartner.

Pratiquement, j'attire l'attention sur deux points :

1° La nécessité d'enlever les kystes de ce genre en totalité, pour se mettre sûrement à l'abri de la récidive. Or, l'existence et le siège de diverticules en doigts de gants, montrent qu'il ne faut par chercher à serrer de trop près la paroi de tels kystes sous peine de laisser des tubes épithéliaux dans les tissus avoisinants.

2° La facilité donnée à cette opération par une prise solide faite directement sur le vagin, au pôle culminant de la tumeur, prise qui permet de circonscrire un segment de la paroi vaginale et d'attaquer le kyste par la périphérie sans essayer de décoller une paroi friable, dépourvue de plan de clivage anatomique.

OBSERVATION V

Kyste de la paroi postérieure du vagin,

par M. le Dr Abadie, chef de clinique chirurgicale
(Montpellier).

(In *Bulletin et Mémoires de la Société anatomique de Paris,*
mai 1903.)

« Mme N..., 35 ans, sans enfants, porte à l'entrée du vagin
une petite tumeur dont le début remonte à un an environ.
Actuellement, on voit dans la position de la taille et l'on sent
mieux encore au toucher vaginal, une petite tumeur sphérique
située dans la paroi postérieure du vagin, juste au-dessus de
l'orifice vulvaire ; cette tumeur, du volume d'une grosse
cerise, est de forme régulière, légèrement fluctuante, bien que
le liquide qu'elle contient soit sous tension. Un doigt dans le
rectum sent au point correspondant une saillie marquée.

M. le professeur Forge porte le diagnostic de kyste du vagin
et procède à son ablation sanglante le 6 mars 1903. Analgésie
par la cocaïne injectée à la périphérie de la tumeur dans la
cloison recto-vaginale ; incision de la paroi vaginale ; dissection de la poche, très délicate en arrière où l'on arrive au
contact même de la muqueuse rectale ; ablation complète.
Réunion par deux crins de Florence. Au cours des tractions
faites sur la poche, les dents d'une pince perforent la poche
kystique ; le kyste évacue son contenu blanchâtre, colloide,
visqueux.

Examen de la pièce. — Il a été pratiqué par M. le professeur Bosc.

Examen macroscopique. — Kyste du volume d'une noisette
faisant en avant une saillie au-dessous de la muqueuse vaginale ; la paroi, dans le point culminant de cette face antérieure, est très amincie et transparente ; elle s'épaissit sur les
bords, le kyste s'enfonçant dans la profondeur.

La face interne est lisse avec de fines arborisations vasculaires sous une légère lame de couleur citrine qui présente en un point une arborisation vasculaire plus serrée et un aspect hémorragique comme dans les fausses membranes.

Examen microscopique. — Le revêtement est formé par une seule rangée de cellules cylindroïdes à gros noyau reposant parfois sur une seconde couche de cellules rondes. Elles s'effilent vers leur base tandis que leur bord libre s'élargit; épais, il a l'aspect d'un plateau. Ces cellules ne portent pas de cils vibratiles. En certains points la couche épithéliale devient papillomateuse et peut présenter plusieurs assises de cellules plus allongées.

Cet épithélium est recouvert par une couche de fibrine renfermant des globules rouges très nombreux et des globules blancs. Il repose sur un tissu conjonctif fasciculé creusé de larges lacunes sanguines avec des points de dégénérescence mucoïde et recouvert par l'épithélium pavimenteux du vagin.

Il s'agit ici d'un kyste du vagin d'origine wolffienne ; la structure histologique en est une preuve suffisante malgré le siège à la partie tout inférieure de la paroi postérieure du vagin. L'adhérence de semblables kystes à la paroi du rectum nécessite de soigneuses précautions si l'on veut éviter toute perforation de la muqueuse rectale, source de fâcheuses complications.

OBSERVATION VI

Kystes multiples de la paroi postérieure du vagin

Par François-Dainville, interne des hôpitaux

(In *Bulletin et Mémoires de la Société anatomique de Paris,*
Juin 1903.)

Mme Léonie M..., 27 ans, entre le 12 juin 1903 à l'hôpital
Saint-Louis, service du Dr Richelot, pour se faire opérer de
kystes du vagin.

La malade a eu sept mois auparavant, une grossesse qui
s'est terminée par un accouchement très normal. C'est à l'occasion de celui-ci qu'on s'est aperçu de l'existence de kystes.
Depuis ce moment, leur état est resté stationnaire. Mais la
femme a souffert de prolapsus vaginal, de gêne et de tiraille-
ment dans les reins et les kystes venaient se montrer à la
vulve.

A l'examen, au toucher vaginal, on trouve au niveau de la
partie moyenne de la paroi postérieure du vagin deux tumeurs
arrondies, et se détachant très bien de la paroi vaginale. Le
doigt les attire très facilement au dehors. L'une est du volume
d'un œuf de pigeon, l'autre du volume d'une petite noix. Leur
consistance est molle, élastique. La muqueuse qui les recouvre
a sa couleur et son aspect normaux, et n'est pas adhérente.
La pression des kystes ne réveille aucune douleur.

Après anesthésie à la cocaïne, ces kystes sont enlevés par
dissection de la poche ; leur contenu est clair, filant, visqueux
et transparent. Leur cavité est uniloculaire et n'a pas de prolongement.

Examen histologique. — Sur les coupes, on voit nettement
deux couches : l'une externe conjonctive ; l'autre interne épithéliale.

La première est formée de fibres conjonctives, enchevêtrées. On voit quelques vaisseaux encore remplis de globules sanguins.

La couche interne est formée d'un épithélium cylindrique simple, non cilié. Par place, le revêtement épithélial fait complètement défaut, et la couche externe se trouvait en rapport avec le contenu du kyste. Les cellules de l'épithélium sont trois fois plus hautes que larges, et présentent un gros noyau ovalaire.

A la périphérie de la poche kystique, se trouvent des fibres musculaires lisses disposées manifestement en deux zones ; les unes sont circulaires, les secondes plus profondes ont une direction longitudinale. L'observation ci-dessus offre comme points particuliers :

1° Le nombre des kystes ; ils sont en effet rarement multiples (32 fois sur 149 cas, Poupinel) ;

2° Leur siège, généralement moins fréquent, au tiers moyen de la paroi postérieure du vagin.

VII

OBSERVATIONS DE ROST

(Ein Beitrag zu den Vaginatcysten. Inaug. Diss., Kiel, 1902).

Résumées par Bosse (*Centralblatt für Gynaekologie*, 1902, p. 1350.)

L'auteur rapporté huit cas de kystes du vagin, dont les dimensions vont de celles d'une noix, à celles du poing et appartiennent pour la plupart à la paroi vaginale antérieure. L'examen histologique a été fait pour trois d'entre eux ; leur

épithélium était tantôt de l'épithélium cylindrique cilié, tantôt constitué par une assise d'épithélium cubique ou plusieurs assises d'épithélium pavimenteux. Comme l'existence
constante de glandes vaginales n'a jusqu'à présent pas été
prouvée, l'auteur rapporte ces kystes aux canaux de Wolff,
lorsqu'ils siègent dans la paroi vaginale antérieure et latérale,
aux canaux de Müller, lorsqu'il existe d'autres anomalies de
l'utérus ou du bassin, aux canaux de Malpighi ou para-uré-
thraux, lorsqu'ils siègent dans la moitié inférieure du vagin.

———

OBSERVATION VIII

Kyste du vagin pendant la puerpéralité.

Communiqué par M. COUVELAIRE à la Société d'obstétrique,
de gynécologie et de pédiatrie.

Résumé in *Presse médicale* 1er novembre 1902.)

Il s'agit d'une femme primipare âgée qui, arrivée au terme
de sa grossesse, se plaignit de douleurs dans le bas-ventre et
de leucorrhée en même temps qu'apparaissait au niveau de
l'orifice vulvaire, une masse qu'elle croyait être son col
utérin.

En réalité c'était un kyste du vagin, à consistance molle,
siégeant sur la partie postéro-latérale droite et facile à pédiculiser.

Pendant le travail cette tumeur eut une tendance à remon-
ter, car elle n'apparut jamais à la vulve, même pendant les
efforts excessifs.

Cette femme fut opérée six semaines après son accouchement, qui ne présenta rien de particulier. Le kyste fut enlevé sans être ouvert, encore revêtu de sa coque vaginale.

L'examen histologique montra qu'il s'agissait d'un kyste dit congénital, développé sans doute aux dépens du canal de Müller ou de Wolff.

OBSERVATION IX

Académie de médecine de New-York.
Section d'obstétrique et de gynécologie. Session
du 24 avril 1902.

(In *Monatschrift für Geburtshilfe und Gynaekologie*, 1902, p. 118.)

Boldt montre un volumineux kyste du vagin, complètement enlevé. Il était développé dans la paroi vaginale antérieure et s'étendait dans le ligament large.

Boldt attribue l'origine de ce kyste aux canaux de Wolff, u au Parovaire.

OBSERVATION X

Kyste du vagin pendant la grossesse (CHEVALLIER)

(In *Centralblatt für Gynaekologie*, 1903, p. 1306.)

Pendant un accouchement antérieur, le kyste avait éclaté, pour se reformer plus tard. Au cours de la grossesse suivante, l'auteur est d'avis de ne pas intervenir et d'attendre la rupture spontanée du kyste.

CONCLUSIONS

I. — A l'étude clinique des kystes du vagin, il faut ajouter un point non envisagé jusqu'à présent par les auteurs, celui de la possibilité de réduction de ces kystes dans l'abdomen. On pourra donc, à l'avenir, avoir à faire le diagnostic entre kyste du vagin réductible et hernie vaginale réductible. L'importance de ce diagnostic est révélée par l'exemple que nous avons donné dans l'observation n° I.

II. — Si la théorie de l'origine congénitale des kystes du vagin s'applique à la majorité de ces kystes, elle est cependant loin d'être exclusive.

III. — Il faut admettre une origine glandulaire pour un certain nombre de kystes et spécialement d'après les travaux de Davidsohn, pour ceux de l'extrémité supérieure et de l'extrémité inférieure du vagin.

IV. — L'origine des kystes par inclusion épithéliale reste douteuse ; cette théorie appelle de nouvelles recherches.

V. — La nouvelle théorie de l'origine péritonéale

des kystes n'est pas encore suffisamment prouvée, mais paraît susceptible de modifier à l'avenir
la doctrine pathogénique des kystes.

BIBLIOGRAPHIE

Nous ne voulons pas, sous ce titre, faire l'énumération des travaux ayant paru sur les kystes du vagin. Cette énumération ayant été faite jusqu'à une date suffisamment rapprochée, in thèse de Pagès (Paris, 1902), nous nous contentons de renvoyer à ce travail pour ce qui concerne ce point spécial. Les indications qu'on y trouve sont exactes, autant que nos recherches personnelles nous ont permis de le constater.

Nous nous contentons de compléter la bibliographie en indiquant les auteurs qui se sont le plus récemment occupés de la question ou qui ont publié des observations nouvelles :

1902. GEORGES PAGÈS. — *Contribution à l'étude de la Pathogénie des kystes du vagin.* (Thèse de Paris.)

1902. MARION. — *Les kystes du vagin (Gazette des hôpitaux,* février 1902, p. 117).

1902, BALACESCO (Bukarest). — *Die Pathogenie und Behandlung der Vaginalcysten* (Revista de chirurgie 1902. n° 9 (en roumain), analysé *in Centralblatt für Gynaekologie,* 1903, p. 265).

Rost. — *Ein Beitrag Zu den Vaginalcysten.* Inaug. Diss. Kiel, 1902. *(Centralblatt für Gynaekologie,* 1902, p. 1350.

1902. Boldt. — *(Monatschrift für Geburtshilfe und Gynaekologie,* 1903, p. 118. Analyse).

1902. Couvelaire. — *(Presse médicale,* novembre 1902).

1903. Chevallier. — *(Centralblatt für Gynaekologie,* 1903, p. 1306. Analyse).

1903. Abadie. — *(Bulletins et Mém. de la Soc. Anat. de Paris,* mai 1903).

1903. François Dainville. — *(Bullet. et Mém. de la Soc. Anat. de Paris,* juin 1903).

1903. Fredet. — *Kyste postérieur du vagin, dérivant probablement du cul de sac de Douglas embryonnaire. (Bull. et Mém. de la Soc. Anat. de Paris,* oct. 1903, p. 645).

1903. Fredet. — *(Bull. et Mém. de la Soc. Anat. de Paris,* oct. 1903, p. 721).

IMP. L. KREIS- 51, RUE ST-GEORGES - NANCY